BEI GRIN MACHT SICH IHR WISSEN BEZAHLT

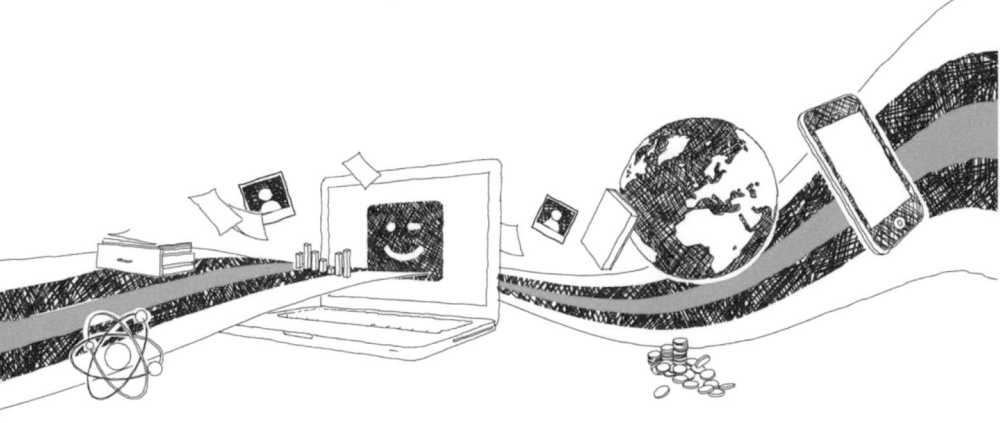

- Wir veröffentlichen Ihre Hausarbeit, Bachelor- und Masterarbeit

- Ihr eigenes eBook und Buch - weltweit in allen wichtigen Shops

- Verdienen Sie an jedem Verkauf

Jetzt bei www.GRIN.com hochladen und kostenlos publizieren

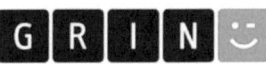

Gabriele Hof

BOGY in der Apotheke. Ein Praktikumsbericht

GRIN Verlag

Bibliografische Information der Deutschen Nationalbibliothek:

Die Deutsche Bibliothek verzeichnet diese Publikation in der Deutschen National-
bibliografie; detaillierte bibliografische Daten sind im Internet über http://dnb.d-
nb.de/ abrufbar.

Impressum:

Copyright © 2013 GRIN Verlag GmbH
Druck und Bindung: Books on Demand GmbH, Norderstedt Germany
ISBN: 978-3-656-58621-0

Dieses Buch bei GRIN:

http://www.grin.com/de/e-book/266752/bogy-in-der-apotheke-ein-praktikumsbericht

GRIN - Your knowledge has value

Der GRIN Verlag publiziert seit 1998 wissenschaftliche Arbeiten von Studenten, Hochschullehrern und anderen Akademikern als eBook und gedrucktes Buch. Die Verlagswebsite www.grin.com ist die ideale Plattform zur Veröffentlichung von Hausarbeiten, Abschlussarbeiten, wissenschaftlichen Aufsätzen, Dissertationen und Fachbüchern.

Besuchen Sie uns im Internet:

http://www.grin.com/

http://www.facebook.com/grincom

http://www.twitter.com/grin_com

Praktikumsbericht

BOGY in der Apotheke
21.10.2013 - 25.10.2013

Klasse G10

BERUFSFELD: NATURWISSENSCHAFTEN

Berufe mit Pharmazie

BERUFSFELD: GESUNDHEITSBERUFE MIT APPROBATION

Inhaltsverzeichnis

1. Meine Erwartungen an BOGY

Ich erwartete mir von BOGY einen ersten Eindruck in die verschiedenen Apothekenberufe und deren Tätigkeitsfelder. Außerdem erwartete ich mir eine kompetente Einweisung sowie eine gute Integration in die verschiedenen Tätigkeiten. Zudem hoffte ich auf einen respektvollen Umgang mit mir.

2. Erfahrungen auf der Suche nach meiner Berufserkundungsstelle

Meine Erfahrung war positiv, denn ich hatte Glück und wurde gleich bei meiner ersten Bewerbung durch ein persönliches Vorstellungsgespräch bei meiner gewünschten Berufserkundungsstelle (Rathaus-Apotheke) genommen und schon beim Bewerbungsgespräch sehr freundlich und zuvorkommend behandelt.

3. Meine Erkundungsstelle

Die Apotheke in Standort (rund 3700 Einwohner) hat insgesamt 16 Mitarbeiter, davon sind 9 Pharmazeutisch kaufmännische Angestellte, 5 Mitarbeiter sind ausgebildete Pharmazeutisch technische Angestellte, eine Reinigungskraft und eine Apothekerin. Der Apothekeninhaber und Apotheker Herr XXXXX hat seine Apotheke vor 37 Jahren gegründet und führt sie heute noch mit großer Freude an seinem Beruf, trotz seines Rentenalters (71Jahre). In XXX (Ortsname) gibt es mittlerweile noch zwei weitere Apotheken. Die Apotheke bietet folgende Dienst- und Serviceleistungen an:

- Kompetente Beratung über Arzneimittel, Hilfsmittel, Homöopathika, Phytotherapeutika und geführte Kosmetikartikel
- Lieferservice bei Bedarf werden die Medikamente auch nach Hause geliefert
- Ernährungsberatung
- Impfberatung für Fernreisen
- Blutdruckmessung, Cholesterinmessung und Blutzuckermessung
- Beratung und Anpassung von Hilfsmittel (Bandagen und Windelhosen)
- Verleih von Babywaagen, Milchpumpen, Gehhilfen und Blutdruckmessgeräte
- telefonischer Bestellservice
- Individuelle Arzneimittelzubereitung
- Nacht- und Notdienste

4. Ablauf der Erkundung

4.1. Tätigkeitsfelder und Tätigkeiten der zu erkundenden Berufe

Wer in der Apotheke arbeiten möchte, kann zwischen drei verschiedenen Berufen wählen:

Pharmazeutisch-technische/r Assistent/in

Der größte Teil der angehenden PTAs entscheidet sich nach der Ausbildung für einen Arbeitsplatz in der Apotheke. Ihr Aufgabenbereich ist dort breit gefächert, so sind sie bei der Beratung und im Verkauf gegenüber dem Kunden tätig, prüfen Arzneimittel und Wirkstoffe, und stellen Rezepturen her. Die PTA arbeitet unter der Aufsicht des Apothekers und unterstützt ihn bei seinen pharmazeutischen Tätigkeiten. Weitere Beschäftigungsmöglichkeiten der PTA sind die Krankenhausapotheke und die pharmazeutische Industrie. In der Industrie ergeben sich in den Forschungslaboren oder Prüfungsabteilungen interessante Tätigkeitsfelder. Sie arbeitet dort unter anderem in der analytischen Bestimmung von Arzneistoffen oder stellt verschiedene Arzneiformen her[1].

Pharmazeutisch-kaufmännische/er Angestellte/er

Obwohl in der Berufsbezeichnung das Wort „pharmazeutisch" enthalten ist, gehört die PKA zum sogenannten „nichtpharmazeutischen" Personal in der Apotheke. So regelt es die Apothekenbetriebsordnung, die eine wichtige rechtliche Vorschrift für den Betrieb einer Apotheke darstellt. Dennoch hat diese Berufsbezeichnung ihre Berechtigung: Denn in der Praxis gehört es zu den Aufgaben der PKA, bei allen pharmazeutischen Tätigkeiten in der Apotheke unterstützend mitzuarbeiten. Die PKA unterstützt das pharmazeutische Personal bei der Herstellung, Prüfung und Abgabe von Arzneimitteln. Eingeschlossen ist das Bedienen, Pflegen und Instandhalten von Arbeitsgeräten in der Apotheke. Sie ist für die Betreuung des Warenlagers in der Apotheke zuständig. Die Warenbewirtschaftung erfolgt mit Hilfe des Computers. Ebenso führt die PKA apothekenübliche Büroarbeiten aus und wirkt bei der Rechnungsstellung, Rezeptabrechnung und im Schriftverkehr mit Lieferanten mit. Die PKA unterstützt den Apothekenleiter bei allen Tätigkeiten der Verkaufsvorbereitung und bei den innerhalb der Apotheken zugelassenen Werbemaßnahmen. Sie darf apothekenübliche Waren verkaufen und die Kunden über diese Waren be-

---

[1] www.apo-berufe.de/16/pta/taetigkeitsfelder/ 05.11.2013

raten[2]. Der überwiegende Teil der angehenden PKA strebt nach der Ausbildung eine feste Anstellung in einer öffentlichen Apotheke an. Neben der Tätigkeit in einer öffentlichen Apotheke oder einer Krankenhausapotheke kann die PKA auch in der Pharmaindustrie arbeiten. In den Drogeriemärkten und im pharmazeutischen Großhandel wird die PKA auch gerne angestellt[3].

Apotheker/in

Dem Apotheker stehen nach einem erfolgreichen Studium viele Möglichkeiten im Bezug auf eine Beschäftigung offen. Viele, aber längst nicht mehr alle Apotheker entscheiden sich für eine Beschäftigung in einer öffentlichen Apotheke. Neben der Herstellung von Rezepturen, wie Kapseln oder Salben, berät und bedient er die Kunden. Apothekerinnen und Apotheker haben die öffentliche Aufgabe, die ordnungsgemäße Versorgung der Bevölkerung mit Arzneimitteln sicherzustellen. Sie beraten über Wirkungen und Risiken von Arzneimitteln und Medizinprodukten und ihre sachgemäße Anwendung. Ihre Aufgaben umfassen weiterhin die qualitätsgerechte Entwicklung, Herstellung und Prüfung von Arzneimitteln. Sie tragen Verantwortung für die Erfassung von Arzneimittelrisiken, die Information und Beratung in der Gesundheitsvorsorge sowie für den Patienten- und Verbraucherschutz. In einer Krankenhausapotheke ist der Apotheker für die Versorgung der Patienten mit Arzneimitteln zuständig. Seine Tätigkeit umfasst hier die Herstellung, Prüfung, Lagerung und Abgabe von Arzneimitteln. In der Pharmazeutischen Industrie eröffnen sich dem Apotheker viele Beschäftigungsmöglichkeiten. Es gibt noch viele weitere Tätigkeitsfelder, darunter fallen unter anderem Universitäten, Prüfungsinstitutionen und eine Anstellung bei der Bundeswehr[4].

4.2. Meine eigenen Erkundungen und Tätigkeiten - Tagesberichte

Tagesbericht vom Montag den 21.10.2013

Nach meiner Ankunft in der Apotheke um 9:00 Uhr, wurde ich sehr freundlich vom Chef und Inhaber der Apotheke empfangen und gleich für einen Arbeitsbereich eingeteilt. An meinem ersten Praktikumstag war es der Arbeitsbereich einer Pharmazeutisch kaufmännischen Angestellten (PKA). Mir wurden eine PKA zugeteilt die mich in diesen Arbeitsbereich einwies. Sie machte mit mir zuerst einen Rundgang durch das Warenlager und erklärte mir dabei die verschiedenen Aufgaben einer Pharmazeutisch kaufmännischen An-

---

[2] Vgl. Knöllinger & Berger, Das Lehrbuch für Pharmazeutisch-kaufmännische Angestellte, Seite 3 - 5
[3] www.apo-berufe.de/22/pka/taetigskitsfelder/ 15.11.13
[4] www.lak-bw.de/recht/kammerrecht.html 15.11.13

gestellten wozu die Bestellung der benötigten Medikamenten, sowie das verbuchen im Medikamentenbestand der Apotheke gehört. Sie erklärte mir, wie ich die gelieferten Medikamente mit Hilfe einer speziellen Computersoftware ins Warenlager verbuche. Dazu musste ich jedes einzelne Medikament einscannen. Anschließend legte ich jedes Medikament zur Preisauszeichnung bereit. Das waren meine Aufgaben an meinem ersten Praktikumstag. Ich bekam dadurch einen kleinen Einblick über den organisatorischen Arbeitsbereich einer PKA. Mit diesen ersten Erfahrungen beendete ich um 18: 00 Uhr den ersten Praktikumstag. Meine Mittagspause durfte ich jeden Tag von 12.00 Uhr bis 15.00 Uhr machen.

Tagesbericht vom Dienstag den 22.10.2013

Mein zweiter Praktikumstag begann erneut um 9:00 Uhr, ich wurde wieder von meinem Chef empfangen, er teilt mich dann allerdings einer anderen PKA zu. Nachdem ich mit Ihr meine Aufgaben und Erkenntnisse vom ersten Tag besprochen hatte, erklärte sie mir die Medikamentenauszeichnung und Lieferscheinkontrolle. Nachdem ich die Medikamenten- auszeichnung und Lieferscheinkontrolle ausgeführt hatte, erklärte sie mir den Bestellvorgang der Medikamente, wie oft am Tag die Lieferungen erfolgen und wer die Hauptlieferanten sind. Es gibt drei Hauptlieferanten, die Pharma-Großhändler heißen ANZAG, NOWEDA und PHÖNIX. An diesem Tag durfte ich auch das erste Mal Arzneimittel nach den drei Hauptgruppen einsortieren. Die drei Hauptgruppen sind apothekenfreie Medikamente, apothekenpflichtige Medikamente und die verschreibungspflichtige Medikamente. Auch an diesem Tag beendete ich meine Erkundungen um 18:00 Uhr.

Tagesbericht vom Mittwoch den 23.10.2013

An meinem dritten Erkundungstag teilte mir eine PKA die Aufgaben zu, die sie mir an den beiden vorhergehenden Tagen bereits erläutert hatte. An diesem Tag war in der Apotheke außergewöhnlich viel Betrieb, deshalb musste ich diese Aufgaben überwiegend selbständig ausführen, konnte jedoch bei Unsicherheiten nachfragen. Ich habe an diesem Tag folgende Aufgaben ausgeführt: Medikamentenbestellung, zugelieferte Medikamente verbucht, ausgezeichnet und in die Vorratsschränke einsortiert.

Tagesbericht vom Donnerstag den 24.10.13

Auch an diesem Praktikumstag habe ich Medikamente verbucht, ausgezeichnet und bestellt. Jedoch durfte ich an diesem Tag auch bei der Rezeptkontrolle zusehen und bei der

Salbenherstellung mitwirken. Das hat mich besonders interessiert. Im Anhang 10.1 habe ich die Rezeptur der Salbe aufgeschrieben. Der Apotheker hat mit mir am Abend einen Apothekenrundgang gemacht und dabei alle wichtigen Informationen zu den verschiedenen Arbeitsbereichen und verschiedenen Produktgruppen in der Apotheke erklärt. Mein Arbeitstag begann wie immer um 9.00 Uhr und endete um 18.00 Uhr.

Tagesbericht vom Freitag den 25.10.13

An meinem letzten Erkundungstag habe ich zusammen mit dem Apotheker einen Apothekenplan erstellt (siehe Anhang 10.2). Danach wurde ich von der leitenden PTA durch das Labor geführt dabei hat sie mir die verschiedene Laborgeräte und deren Anwendung. Den Rest des Tages durfte ich wieder Medikamente verbuchen, auszeichnen, einsortieren und bestellen.

5. Zielberufe und Berufsfelder

Apotheker/in

Berufsfeld : Gesundheitsberufe mit Approbation

Formale Voraussetzungen: Hochschulzugangsberechtigung aber auch beruflich Qualifizierte, z.B. Pharmazeutisch-technische Assistenten, können unter bestimmten Voraussetzungen Pharmazie studieren

Ablauf der Ausbildung: Das Grundstudium hat eine Regelzeit von 2 Jahren und beinhaltet ein Praktikum von 8 Wochen. Das anschließende Hauptstudium hat auch eine Regelzeit von 2 Jahren. Der dritte Abschnitt der Ausbildung ist eine praktische Ausbildung und dauert 12 Monate, davon müssen 6 Monate in der Apotheke absolviert werden. Begleitet wird die praktische Ausbildung mit Unterrichtsveranstaltungen. Danach kann das 3. Staatsexamen absolviert werden. Jetzt erst, kann die Zulassung (Approbation) beantragt werden.

Weiterbildungsgebiete: Allgemeinpharmazie, klinische Pharmazie, pharmazeutische Analytik, klinische Chemie, öffentliches Gesundheitswesen, Toxikologie und Ökologie. Hier auch zu erwähnen ist die Promotion durch schreiben einer Dissertation[5].

Verdienst: Während der praktischen Ausbildung verdient der Pharmazie-Praktikant, in den ersten 6 Monaten 750,00 Euro und in den folgenden 6 Monaten 880,00 Euro. Im 1. Berufsjahr beträgt das Bruttogehalt in der Apotheke 3222,00 Euro und ab dem 15.

---

[5] www.abda.de/fileadmin/assets/Ausbildung_Studium_Beruf/Flyer_Apothekerberuf_2012.pdf S. 11-12

Berufsjahr 3908,00 Euro. Notdienstbereitschaften werden extra bezahlt[6]. In der Pharma-industrie kann der Apotheker, die Apothekerin bis zu 10.000 Euro verdienen.

Pharmazeutisch-technische/r Assistent/in

Berufsfeld: Naturwissenschaften/ Berufe mit Pharmazie

Formale Voraussetzung: Realschulabschluss/Mittlerer Bildungsabschluss

Ausbildung: 2 ½ Jahre an der Berufsfachschule + 6 Monate Praktikum

Weiterbildung: Weiterbildungsmodule für Ernährung, Industrie, Krankenhaus-Pharmazie oder ein Pharmaziestudium[7].

Verdienst: Während der sechsmonatigen praktischen Ausbildungszeit beträgt die Aus-bildungsvergütung 633,00 Euro. Nach der Ausbildung liegt das Bruttogehalt zwischen 1920,00 Euro und 2504,00 Euro, je nach Berufsjahre[8].

Pharmazeutisch-kaufmännische/r Angestellte/r

Berufsfeld: Naturwissenschaften/ Berufe mit Pharmazie[9] oder Wirtschaft und Verwal-tung/ Berufe rund um Vertrieb und Verkauf[10]

Formale Voraussetzung: Hauptschulabschluss oder Realschulabschluss

Ausbildung: 3 Jahre, Anerkannter Ausbildungsberuf im dualen Bildungssystem

Weiterbildung: Geprüfte/r Pharmareferent/in, Ausbau der Computerkenntnisse oder ein Pharmaziestudium.

Verdienst: In der Ausbildung beträgt die Vergütung im 1. Ausbildungsjahr 633,00 Euro, im 2. Ausbildungsjahr 684,00 Euro und im 3. Ausbildungsjahr 724,00 Euro. Nach der be-standenen Ausbildung liegt das Bruttogehalt, je nach Berufsjahre zwischen 1668,00 Euro und 2058,00 Euro.

6. Arbeitsmarkt

Die Apotheker haben aufgrund ihrer breiten naturwissenschaftlichen Ausbildung und als Arzneimittelfachleute Top-Chancen auf dem Arbeitsmarkt[11].

Für die Pharmazeutischen technischen Assistenten sowie für die Pharmazeutisch kauf-männischen Angestellten sieht der Arbeitsmarkt ebenfalls gut aus. Eine Anstellung in Teilzeit ist in allen drei Berufen kein Problem.

---

[6] www.adexa-online.de/tarife/tarifvertraege/ 06.11.13
[7] Lexikon der Ausbildungsberufe 2013/2014 von der Bundesagentur für Arbeit S. 416-417
[8] www.adexa-online.de/tarife/tarifvertraege/ 06.11.13
[9] Lexikon der Ausbildungsberufe 2013/2014 von der Bundesagentur für Arbeit S. 416-417
[10] Berufsfeld-Definition nach BIBB 07.11.13
[11] www.abda.de/fileadmin/assets/Ausbildung_Studium_Beruf/Flyer_Apothekerberuf_2012.pdf S. 13

Der PTA-Beruf hat sich positiv entwickelt. Die Zahl der Berufstätigen ist von 1980 bis 1995 um über 90% gestiegen. Die Arbeitslosenzahl liegt unter dem Durchschnitt der mittleren Ebene. Das ist unter anderem der Dank des großen Angebots an Teilzeit-Arbeitsplätzen, was Frauen mit Kindern sehr entgegen kommt. Die PTA arbeitet längst nicht mehr nur in öffentlichen Apotheken sondern auch in Klinikapotheken und in der Pharmaindustrie. Ein großer Pluspunkt ist die Möglichkeit zum Pharmaziestudium, für das die Ausbildung zur/zum PTA eine gute Grundlage ist. Die Berufschancen gelten als gesichert[12]. Für den PKA-Beruf sieht die Arbeitsmarktsituation nicht ganz so gut aus, weil die PKA keine Berechtigung hat, verschreibungspflichtige Arzneimittel an den Kunden abzugeben die PTA aber schon.

7. Mein Fazit

Ich kann heute sagen, nach dem ich mein Praktikum absolviert habe, dass ich mir eine Zukunft als Apotheker sehr gut vorstellen kann. Ich wurde dort sehr freundlich und respektvoll behandelt. Außerdem herrschte dort ein sehr gutes Arbeitsklima und mir wurden die verschiedenen Arbeitsbereiche genau erklärt. Auch in meine verschiedenen Aufgaben wurde ich sehr verständlich eingewiesen. Im laufe meiner Praktikumswoche konnte ich durch die verständliche Arbeitseinweisungen immer sicherer meine Arbeitsaufgaben ausführen. Das gute Arbeitsklima und den freundlichen sowie respektvollen Umgang mit mir, hat dazu beigetragen, dass mir diese Praktikumszeit sehr viel Spaß gemacht hat. Herr Frankenberg, der Chef und Apotheker hat mir sehr viel Einblick in seine verschiedenen Tätigkeiten gewährt, dadurch konnte ich mir über den Beruf als Apotheker ein Bild machen. Meine Erwartungen an BOGY sind größten Teils erfüllt worden. Ich hätte jedoch gerne noch mehr Zeit im Bereich der Arzneimittelzubereitung verbracht. Herr Frankenberg gibt mir jedoch die Möglichkeit, in den nächsten Sommerferien ein weiteres Praktikum zu absolvieren. Vielleicht nehme ich dieses Angebot wahr.

---

[12] www.chf.de/berufsinfo/berufschancen-pta.html#gb 07.11.13

8. Informationsquellen

Knoellinger & Berger, (1999) Das Lehrbuch für Pharmazeutisch-kaufmännische Angestellte

Lexikon der Ausbildungsberufe 2013/2014 von der Bundesagentur für Arbeit

www.lak-bw.de/recht/kammerrecht.html

www.apo-berufe.de/22/pka/taetigskeitsfelder/

www.apo-berufe.de/16/pta/taetigkeitsfelder/

www.adexa-online.de/tarife/tarifvertraege/

www.abda.de/fileadmin/assets/Ausbildung_Studium_Beruf/Flyer_Apothekerberuf_2012.pdf

www.apolista.de/apothekenberufe/berufsbild-pka.html

www.apolista.de/apothekenberufe/berufsbild-pta.html

www.chf.de/berufsinfo/berufschancen-pta.html#gb

9. Glossar

Homöopathika - Arzneimittel mit natürlichen Substanzen in winzigster Konzentration

Phytotherapeuthika - Arzneimittel aus Heilpflanzen

Pharmazie/Pharmazeutik - ist eine Wissenschaft, die sich mit der Beschaffenheit, Wirkung, Entwicklung, Prüfung, Herstellung und Abgabe von Arzneimitteln in der Industrie und den Apotheken befasst[13.]

PTA - Pharmazeutisch technische/r Assistent/in

PKA - Pharmazeutisch kaufmännische/r Angestellte/r

Approbation - Ist die staatliche Zulassung den jeweiligen Beruf auszüüben (Apotheker, Arzt)

Duales Bildungssystem - Praktische Ausbildung kombiniert mit Berufsschule

---

[13] http://de.wikipedia.org/wiki/Pharmazie 15.11.13

10. Anlagen

10.1 Rezeptur für Salbenherstellung

1. Cotrimazol 0,5 g
2. Betamethasonvalerat 0,05 g
3. Zinc Oxydat 1,0 g
4. Wasserhaltige Hydrophile Salbe 48,45 g

Geräte und Material:

Topitec Rührmaschine, Spachtel, Drehdosierkruge, Becher

Herstellung:

1. Becher auf die Waage stellen und Waage tarieren
2. 25 g Hydrophile Salbe einfüllen
3. drei Wirkstoffe einfüllen
4. Hydrophile Salbe bis auf 50g auffüllen
5. Salbe 4 min mit 1000 U/min rühren und den Becher mit Verfallsdatum, Substanzen und Mengen beschriften.

Die Salbe wurde vom Arzt verordnet um Schuppenflechte (Psoriasis)zu behandeln.

10.2 Apothekenplan

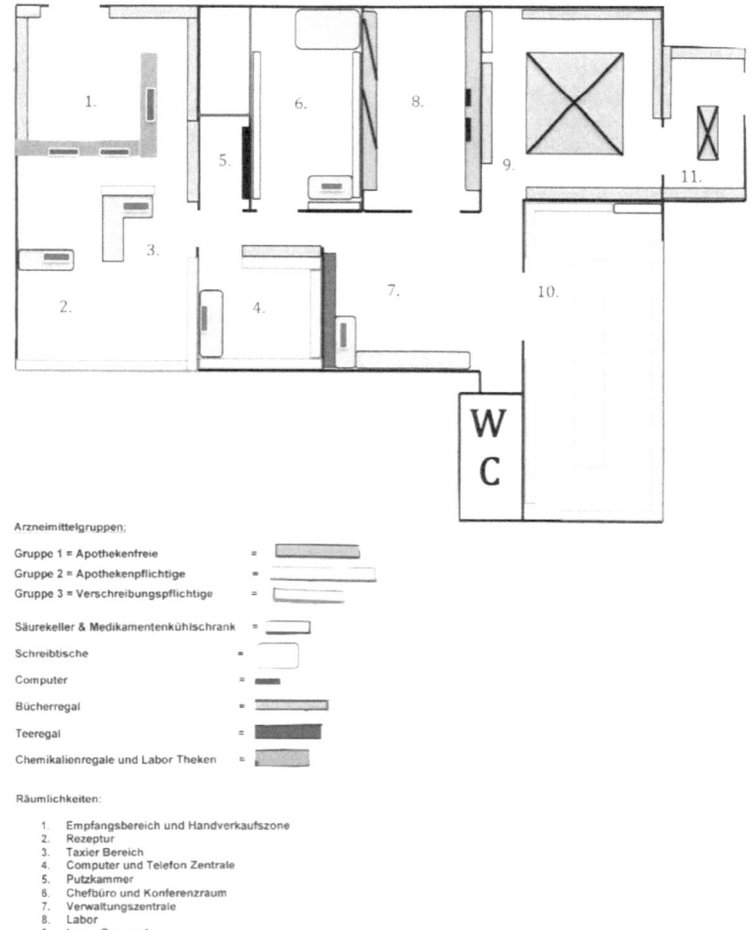

Arzneimittelgruppen:

Gruppe 1 = Apothekenfreie	=
Gruppe 2 = Apothekenpflichtige	=
Gruppe 3 = Verschreibungspflichtige	=
Säurekeller & Medikamentenkühlschrank	=
Schreibtische	=
Computer	=
Bücherregal	=
Teeregal	=
Chemikalienregale und Labor Theken	=

Räumlichkeiten:

1. Empfangsbereich und Handverkaufszone
2. Rezeptur
3. Taxier Bereich
4. Computer und Telefon Zentrale
5. Putzkammer
6. Chefbüro und Konferenzraum
7. Verwaltungszentrale
8. Labor
9. Lager Gruppe 1
10. Lager Gruppe 2 und 3
11. Lager Gruppe 1 / Lieferantendurchgang